KÁÀBỌ̀ SÍNÚ AY...
ỌMỌ TITUN...

Welcome to the World Baby

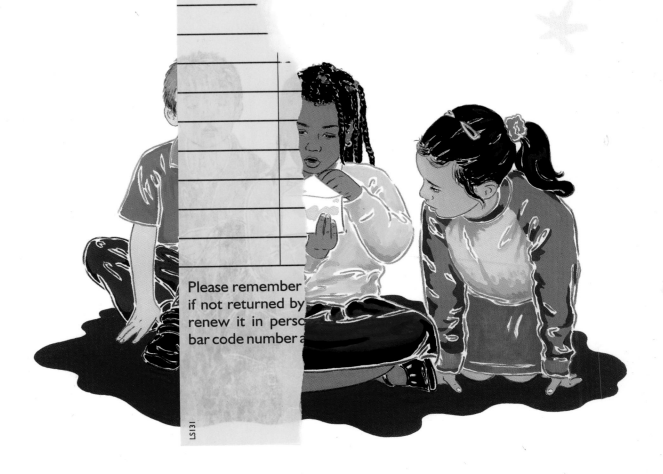

Na'ima bint Robert
Illustrated by Derek Brazell

Yoruba translation by Abimbola Alao

30126 01853619 0

mantra lingua

Ní òwúrọ̀ ọjọ́ Ajé, Tariq wá sí ilé ìwé tẹ̀rín tẹ̀rín.

Ó ké sí àwọn ọmọ ilé ìwé rẹ̀. Ó ní, "Nígbà tí mo jí ní òwúrọ̀ ọjọ́ Àbámẹ̀ta, mo bá àbúrò mi titun ní orí ibùsùn màmá mi!"

On Monday morning, Tariq came to school with a huge smile on his face. "Guess what, everyone?" he cried. "I woke up on Saturday and my new baby brother was in my mum's bed!"

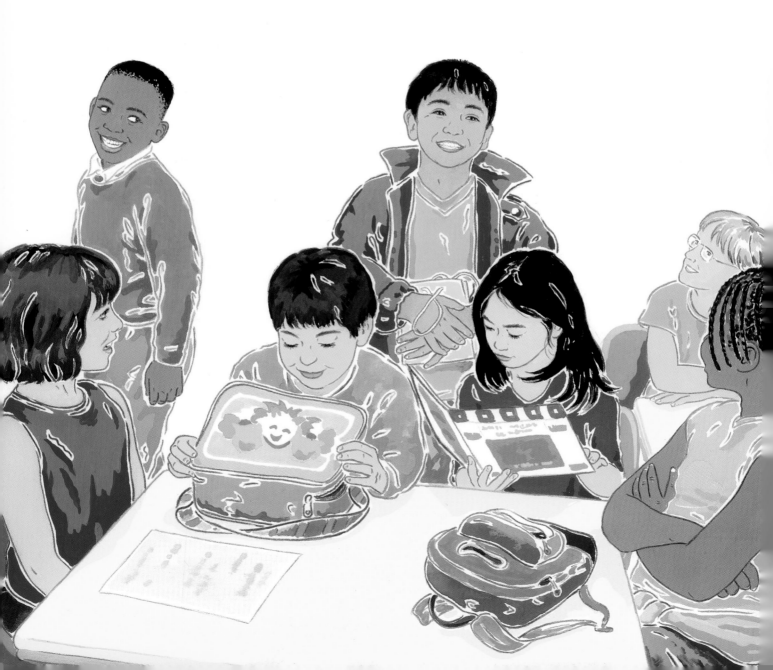

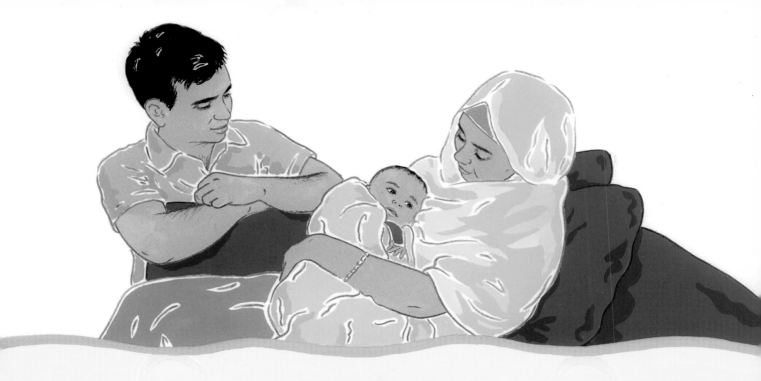

Inú àwọn ọmọ ilé ìwé dùn. Wọn ti rí ikùn màmá Tariq bí ó ṣe ntóbi si, tí ó sì ntóbi si. Wọn sì nretí ọjọ́ nlá náà tí ọmọ titun máa dé.

The children were excited. They had seen Tariq's mum getting bigger and bigger and bigger. They had been waiting for the big day.

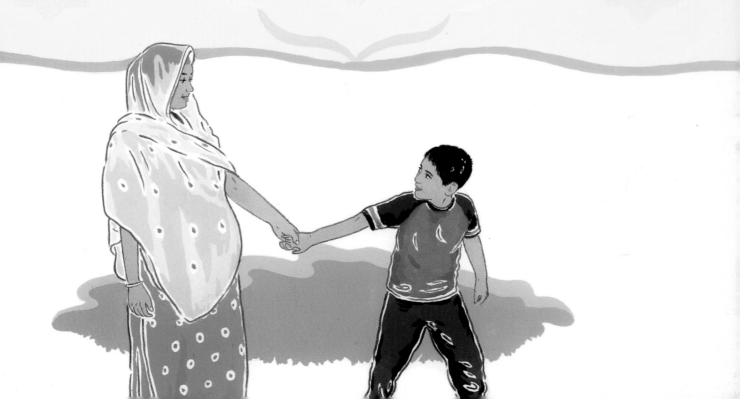

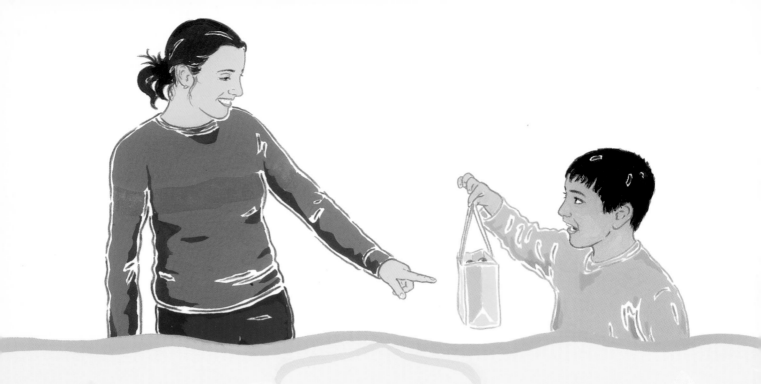

"Kíni ó wà nínú àpò yen, Tariq?" Omidan Smith, tí í ṣe olùkọ́ bèèrè.

"Màmà mi fún mi ní èso dábínò yí láti pín fún gbogbo yín. A máa nfún ọmọ titun ní èso dábínò gẹ́gẹ́ bí ohun tí ó máa kọ́kọ́ fi ẹnu kàn."

"What's in the bag, Tariq?" asked his teacher, Miss Smith.
"My mum gave me these dates to share with everyone. We give a new baby a soft piece of date, the first thing they will ever taste."

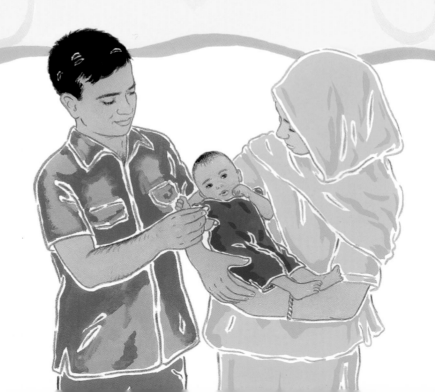

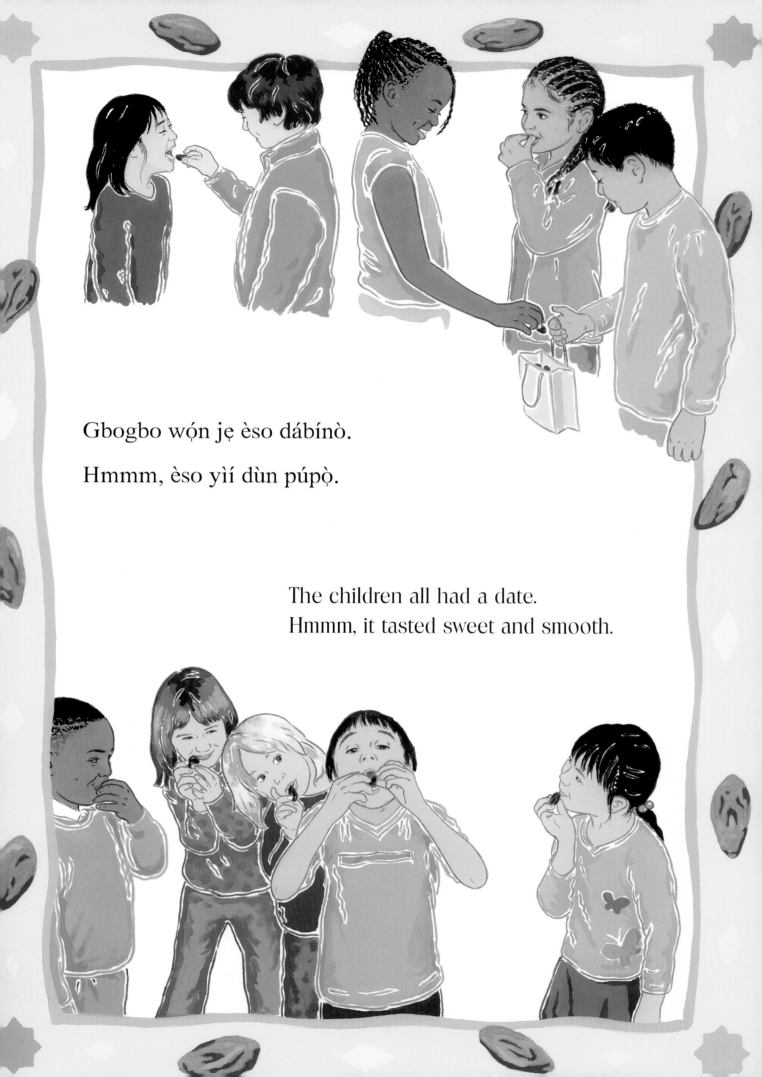

Gbogbo wón jẹ èso dábínò.

Hmmm, èso yìí dùn púpọ̀.

The children all had a date.
Hmmm, it tasted sweet and smooth.

Àwọn ọmọ ilé ìwé ti nkọ́ nípa bí ẹ̀yà ara ti nṣiṣẹ́. Wọ́n sì mò nípa títọ́wò, fífi ọwọ́ kàn, ríríran, gbígbọ́ràn àti gbígbọ́ òórùn.

The children had been learning about the five senses in school and they all knew about tasting, touching, seeing, hearing and smelling.

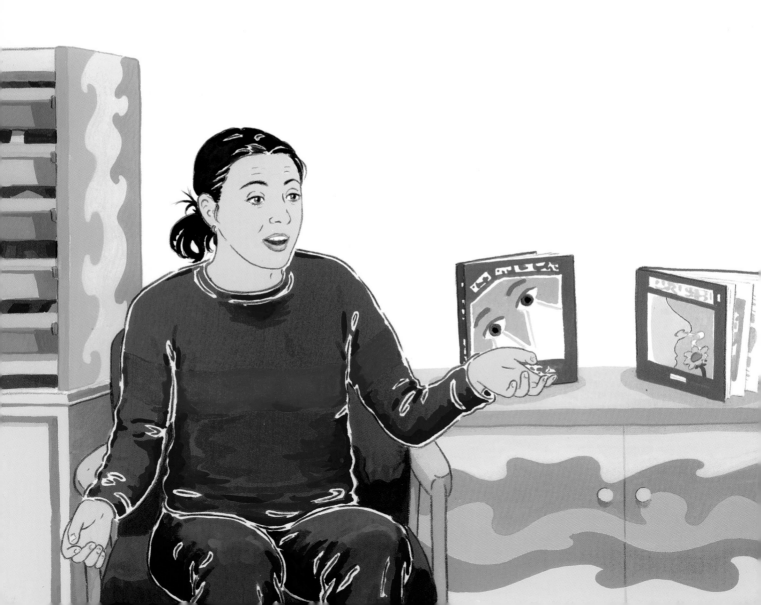

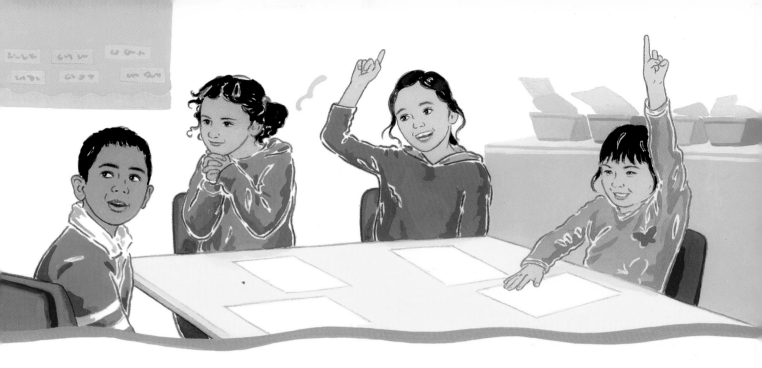

Omidan Smith bèèrè pé, "Ta ni ó ní àbúrò ọkùrin tàbí obìrin titun?"

Àwọn ọmọdé kan na ọwọ́ sókè.

"How many of you have had a new baby brother or sister recently?"
asked Miss Smith.
Quite a few hands shot up.

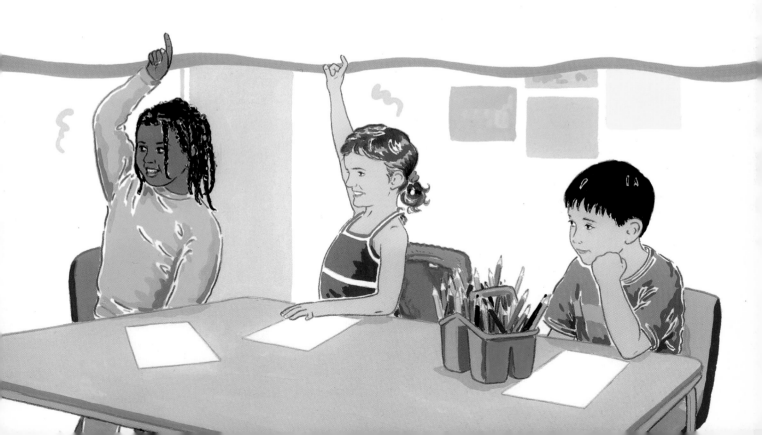

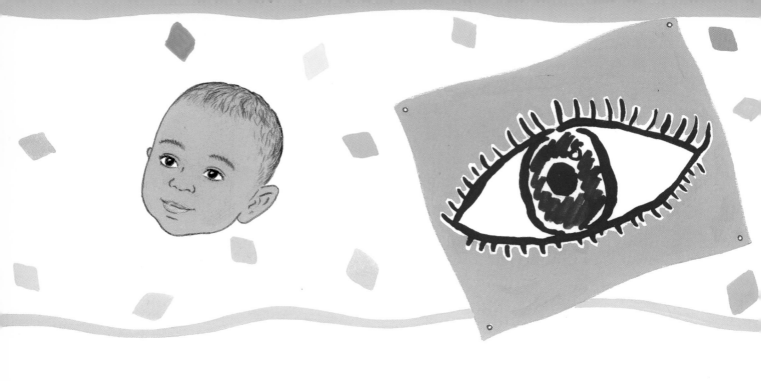

Omidan Smith wípé, "Njẹ́ ẹ lè bèèrè lọ́wọ́ àwọn òbí yín bí wọ́n ti nkí ọmọ titun káàbọ̀ nínú ẹbí yín? Bóyá ẹ lè mú nkan wá láti wá sọ̀rọ̀ nípa rẹ̀ ní ọjọ́ Ẹtì."

"Can you ask your parents how you welcome new babies in your family? Maybe you can all bring something in on Friday and tell us about it," said Miss Smith.

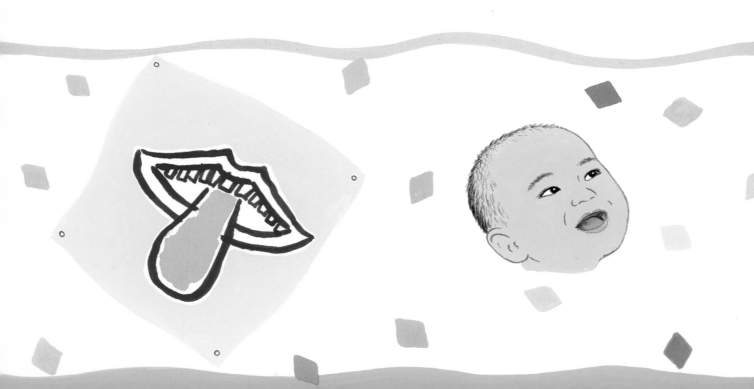

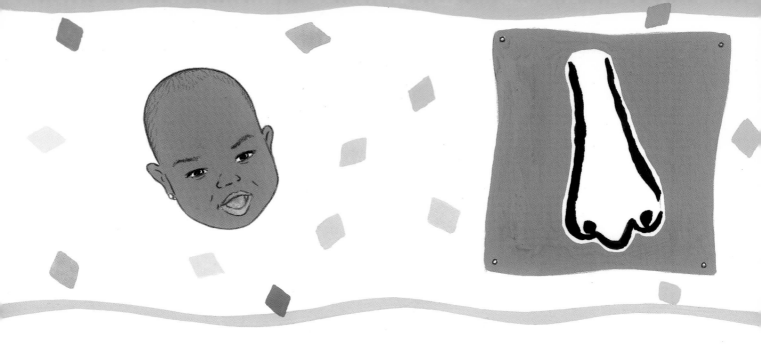

Ben bèèrè pé, "Ṣé a lè mú ohun kóhun wá láti sọrọ̀ nípa ìkíni káàbọ̀ ọmọ titun."

"Bẹ́ẹ̀ni Ben. Ẹ lè mú ohun kóhun wá ṣùgbọ́n ó ní láti jẹ́ ohun tí ó ní ṣe pèlú èyà ara máràrún tí a ti nkọ́ nípa rẹ̀!"

"Can we bring anything?" asked Ben.
"Yes, Ben. Anything you like, as long as it's to do with the five senses!"

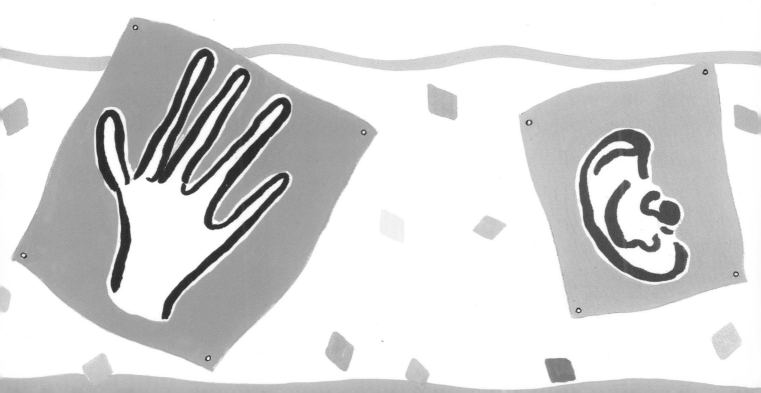

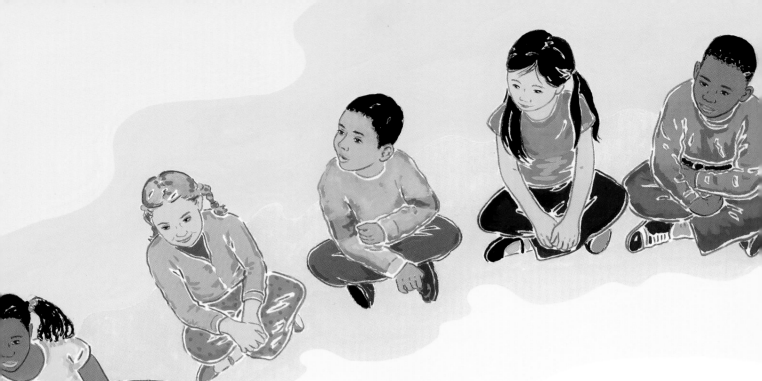

Ní ọjọ́ Ẹtì, gbogbo àwọn ọmọ ilé ìwé mú nkan pàtàkì wá. Omidan Smith ní kí wọ́n jòkó yípo. Ó ní, "Ẹyin ọmọdé, púpọ̀ nínú wa mọ̀ pé ohun tí ó dára ni láti ní ọmọ titun nínú ẹbí. Àkókò ayọ̀ nlá ni èyí fún gbogbo ènìyàn. Ẹ jẹ́ kí á gbọ́ nípa bí a ṣe ntọ́jú ọmọ titun ní ilé ẹnì kọ̀ọ̀kan."

On Friday, all the children came to school with something extra special. Miss Smith sat them down in a circle.
"Now children," she began, "many of us know how wonderful it is to have a new baby in the family. For everyone it's a time of great joy and celebration. Let's find out what it's like to be a new baby in each other's homes."

"An-Mei, sọ fún wa báwo ni ẹ ṣe máa nkí ọmọ titun

káàbọ̀ ní ilé yín?"

An-Mei rọra mú ẹyin pupa kékeré kan jáde.

"So, An-Mei, what happens when a new baby is born in your
house?" she asked.
Very carefully An-Mei brought out an egg, a little egg, painted red.

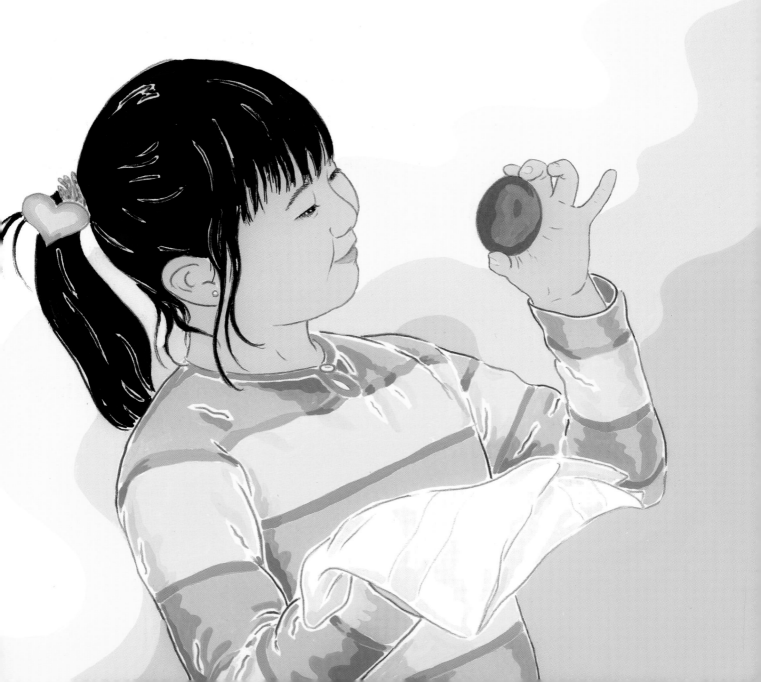

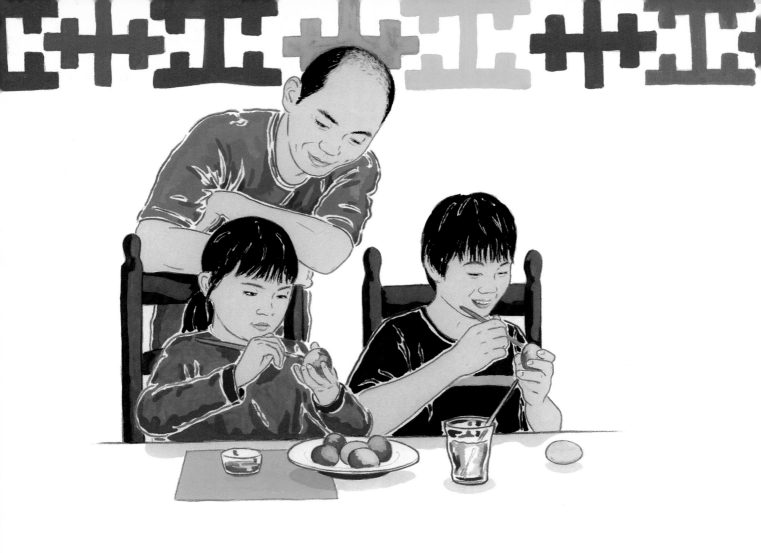

Ó ní, "Èyí ni òkan nínú àwọn ẹyin tí màmá àti bàbá mi máa nfún àwọn ẹbí àti òrẹ́ bí ẹ̀bùn. A kùn ún ní àwọ̀ pupa èyí tí íṣe àwọ̀ orí ire. Ẹyin yìí dúró fún ọmọ bíbí, ìyè àti ìdàgbà sókè." Ó na ẹyin náà sí Brian, ó ní, "Fi ọwọ́ kàn án."

"This is one of the eggs that my mum and dad gave as gifts to our family and friends. It is painted red, the colour of good luck. The egg stands for birth, life and growth. Touch it with your hands," she said, passing it to Brian.

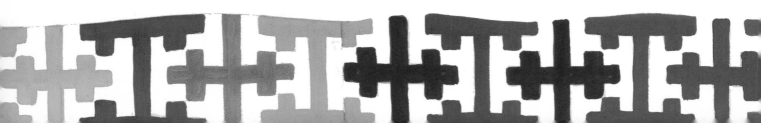

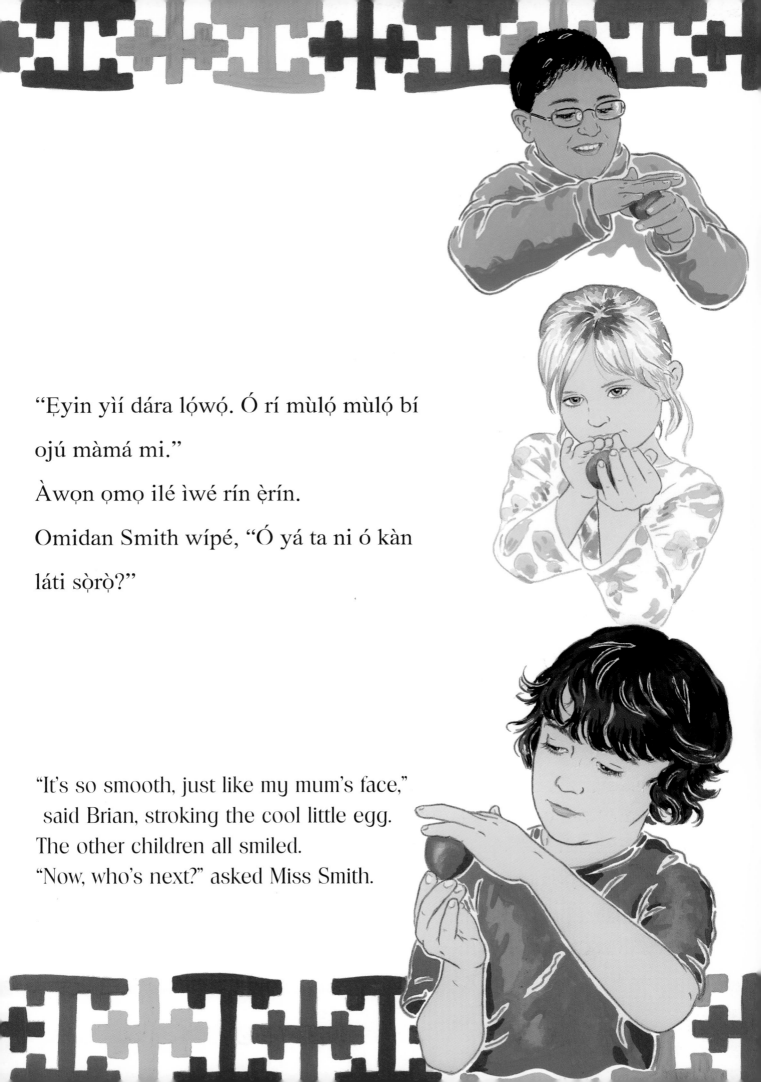

"Ẹyin yìí dára lọ́wọ́. Ó rí mùlọ́ mùlọ́ bí ojú màmá mi."

Àwọn ọmọ ilé ìwé rín ẹ̀rín.

Omidan Smith wípé, "Ó yá ta ni ó kàn láti sòrọ̀?"

"It's so smooth, just like my mum's face," said Brian, stroking the cool little egg. The other children all smiled. "Now, who's next?" asked Miss Smith.

Saida dìde jéjé, ó ṣí àpò ìwé funfun kan ó sì mú irun dúdú tí a fi òwú funfun dì jáde nínú rè.

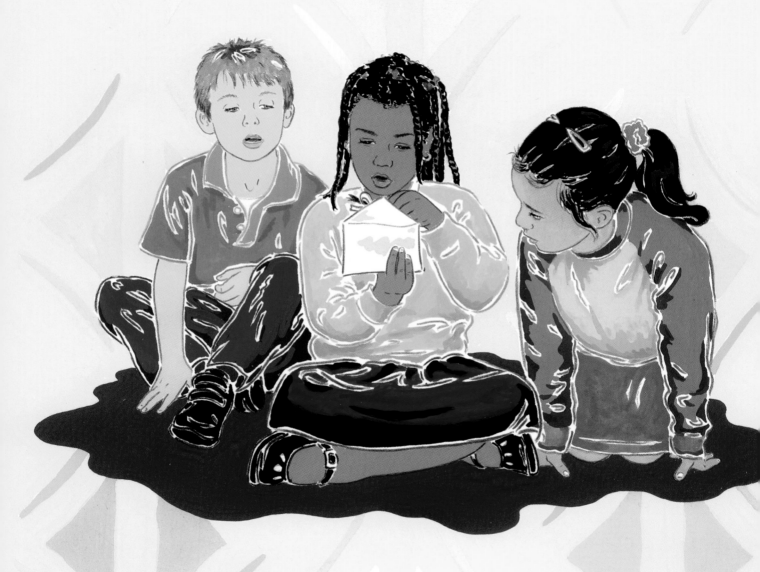

Slowly, Saida opened a small white envelope and took out a lock of hair, a lock of curly dark hair, tied with a white ribbon.

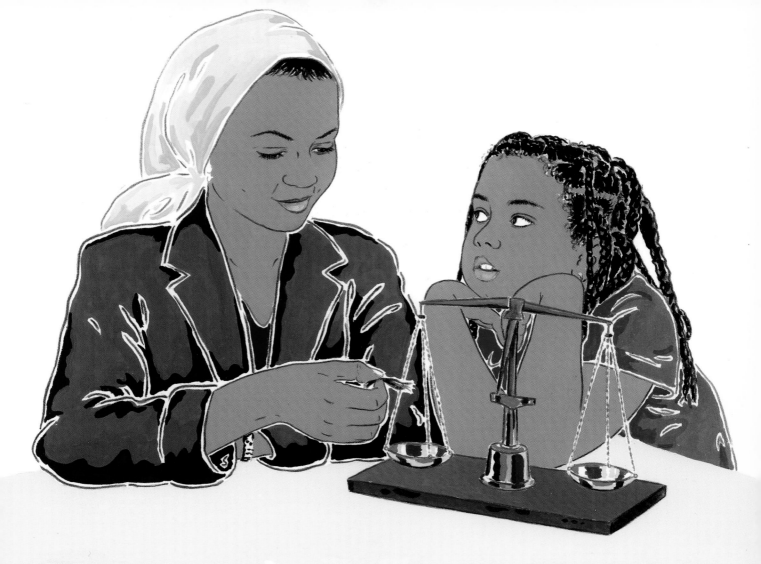

"Èyí ni díẹ̀ nínú irun àkọ́kọ́ àbúrò mi ọkùnrin. Bàbá àti màmá mi gé irun rẹ̀ fún un nígbà tí ó pé ọmọ ọjọ́ méje."

"Kíni ìdí èyí?" Ben bèèrè.

Saida dáhùn, ó wípé, "Wọ́n gé irun àbúrò mi láti le wọ̀n ọ́n ní ọ̀dọ̀ alágbẹ̀dẹ. Lẹ́hìn tí wọ́n ti wọn irun yìí, wọ́n fún àwọn aláìní ní iye rẹ̀ ní owó fàdákà."

"This is some of my baby brother's first hair that was kept after Amma and Abba shaved my brother's head, when he was only seven days old."

"Why?" asked Ben.

"So that they could take it to the jewellers and weigh it. Then they gave its weight in silver to help the poor," said Saida.

Ó mú irun yìí fún Caroline, ó ní, "Fi ọwọ́ kan irun àkọ́kọ́ àbúrò mi ọkùnrin."

Caroline fi ọwọ́ kan irun náà, ó ní, "Ó fẹ́lẹ́."

She passed it to Caroline. "Feel it with your fingers," she said.
"My baby brother's first hair..."
"It's so light and soft," Caroline said, stroking the little curl.

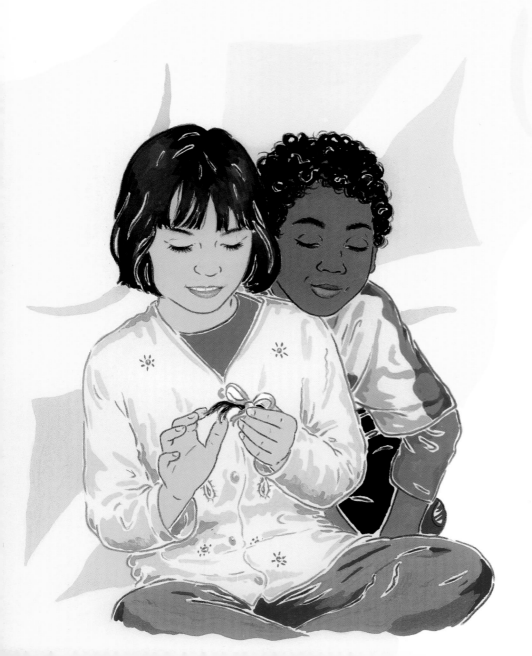

Lẹ́hìn èyí, àsìkò tó fún Dimitri láti sòrò.

Ó ṣí àpotí kékeré kan tí owó wúrà àti fàkákà wà nínú rẹ̀. Àwọn owó náà ndán nínú àpotí dúdú yìí.

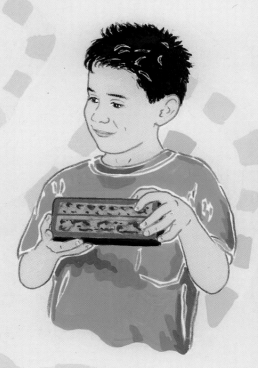

Next it was Dimitri's turn.
He opened a small box.
In it were coins, gold and silver coins,
shining in the dark box.

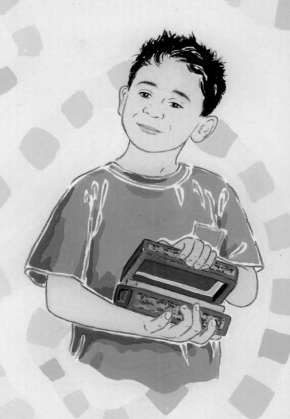

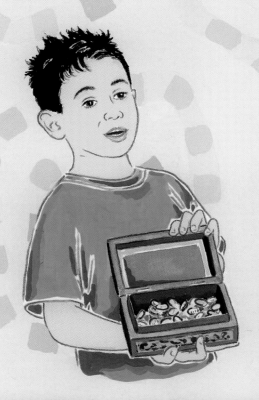

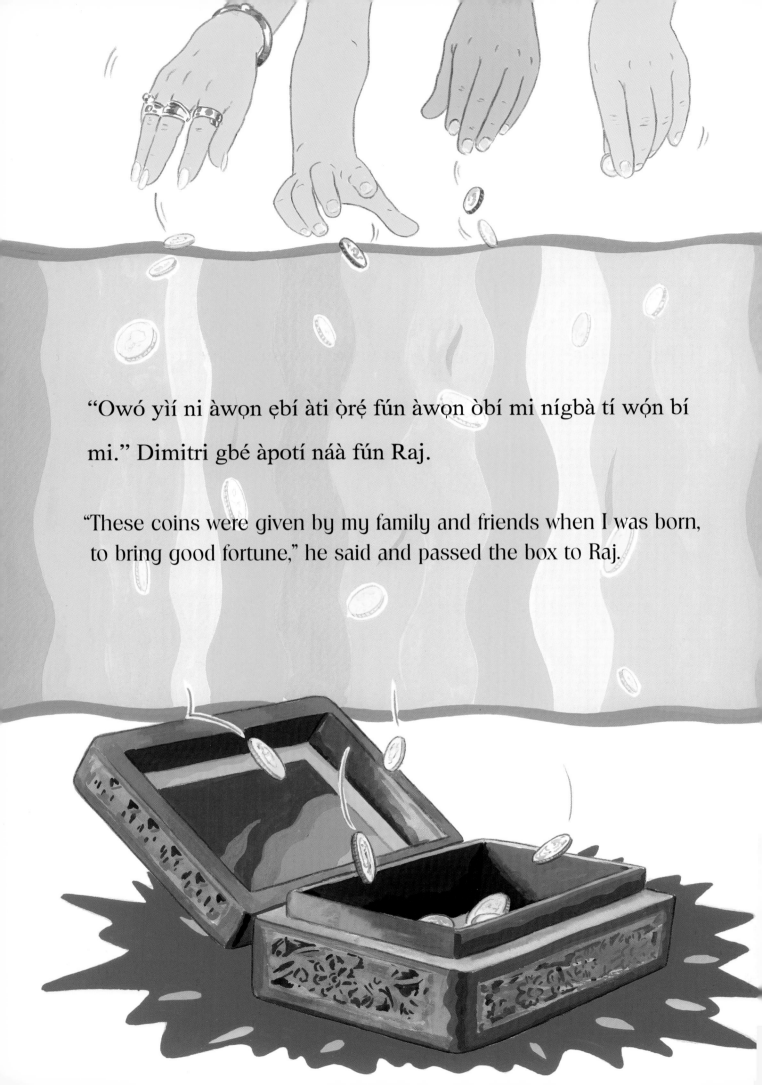

"Owó yìí ni àwọn ẹbí àti òrẹ́ fún àwọn òbí mi nígbà tí wọ́n bí mi." Dimitri gbé àpótí náà fún Raj.

"These coins were given by my family and friends when I was born, to bring good fortune," he said and passed the box to Raj.

Ó ní "Mi àpotí náà wò kí o gbọ́ bí ó ti ndún."

Raj gbé etí súnmọ́ àpotí yìí ó sì mìí. Ó pariwo, ó ní, "ó ndún woro woro!"

"Shake the box and listen to the sound the coins make."
"It jngle-jangles!" cried Raj, putting his ear close to the box.

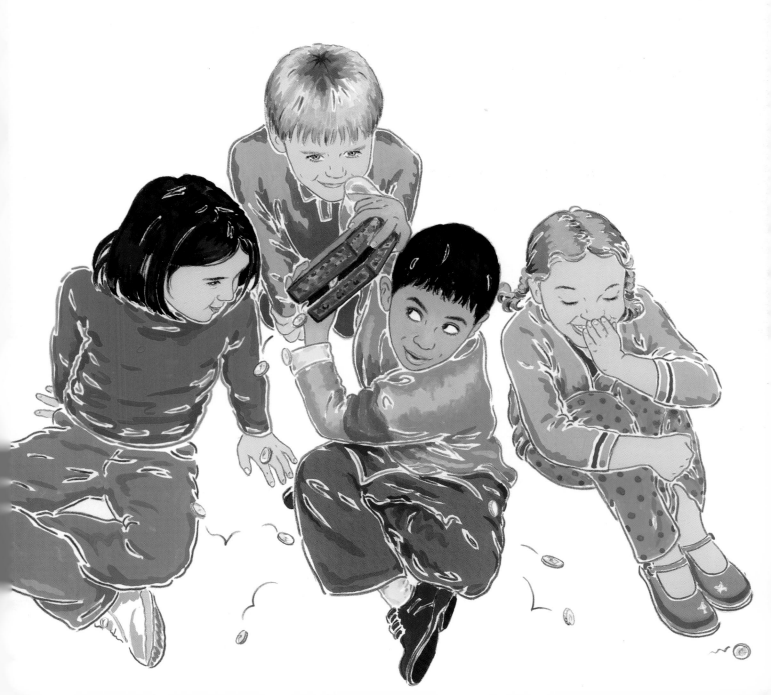

Nadia rọra sọ̀rọ̀ sókè.

Ó ní, "Olùkọ́, mo ní nkan láti fi hàn yín."

Ó mú ẹ̀wù òtútù nlá kan jáde nínú àpò rẹ̀. Ẹ̀wù òtútù yí dàbí
èyí tí ó ti rí ọ̀pọ̀lọpọ̀ ìfẹ́.

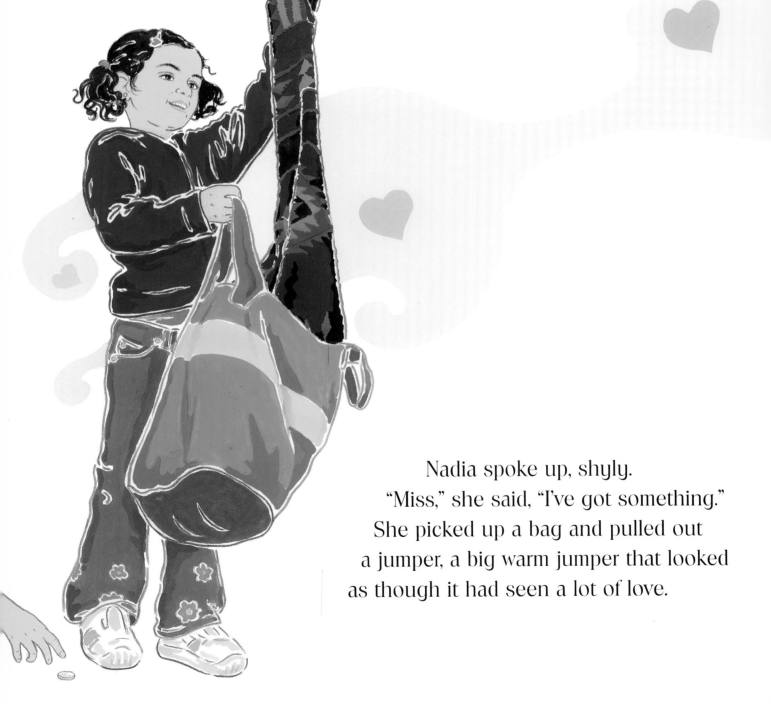

Nadia spoke up, shyly.
"Miss," she said, "I've got something."
She picked up a bag and pulled out
a jumper, a big warm jumper that looked
as though it had seen a lot of love.

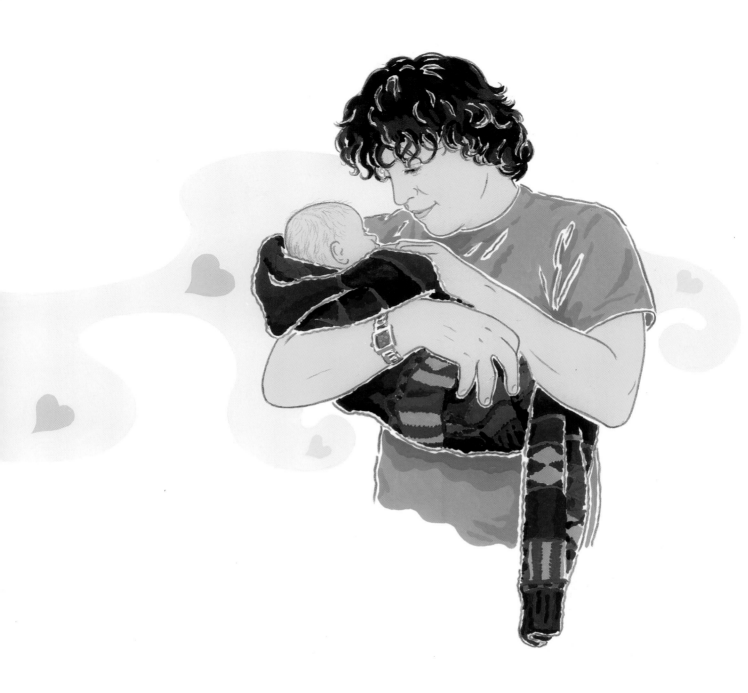

Ó ní, "èwù òtútù bàbá mi nìyí. Àwọn òbí mi fi bò mí nígbà tí wọn bí mi. Wọn sì fún mi ní orúkọ mẹta tí ó sọwọn."

"This is my dad's jumper," she said. "When I was born, I was wrapped in it, and given three special names."

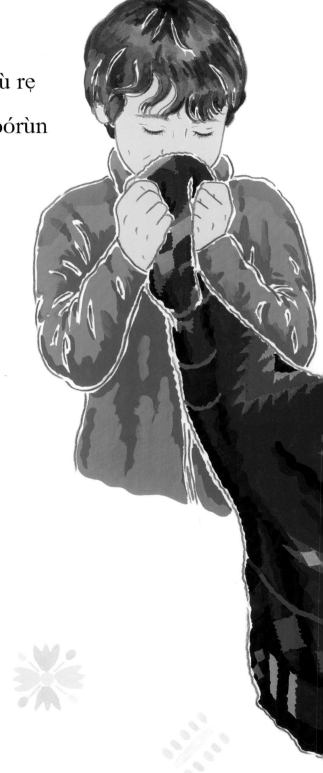

Ó fún Sara ní ẹ̀wù yí.

Ó sì sọ fún un ní ohùn jẹ́jẹ́ pé, "di ojú ù rẹ
kí o sì gbọ́ òórùn ẹ̀wù yí. Ẹ̀wù náà ní òórùn
agbára àti ìbàlẹ̀ ọkàn bíi bàbá mi."

She passed it to Sara.
"Close your eyes and smell it," she
whispered. "It smells strong and safe
like my dad."

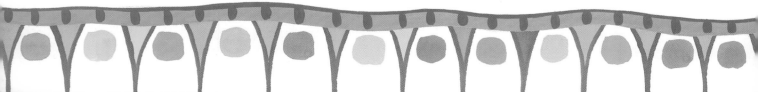

Sara di ojú u rẹ̀. Ó sì fi ẹ̀wù náà run imú wò.

Ó ní, "Hmmm, Òórùn tí ó dára púpọ̀ fún ọmọ titun ni èyí!"

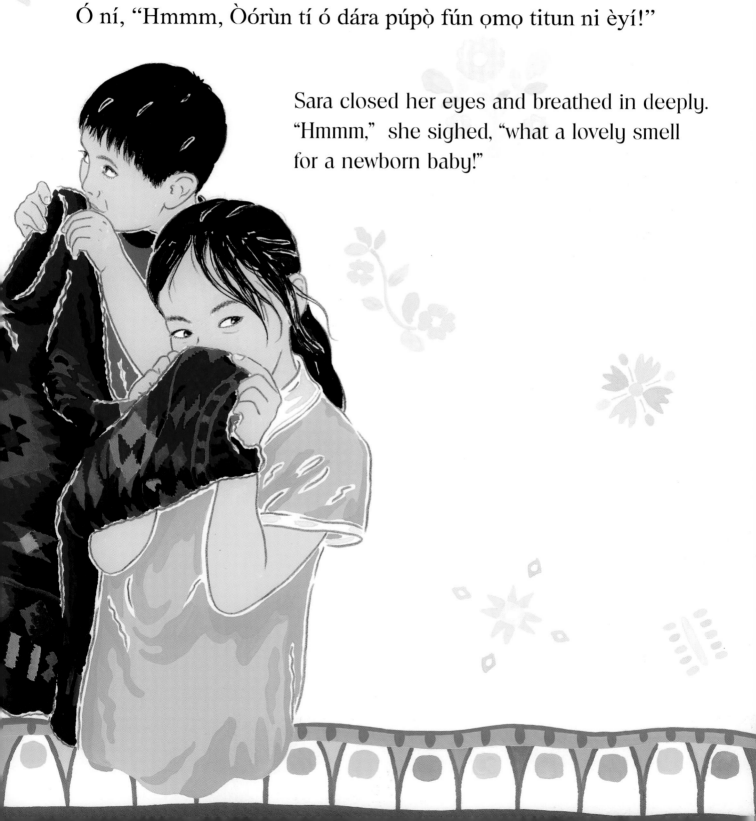

Sara closed her eyes and breathed in deeply. "Hmmm," she sighed, "what a lovely smell for a newborn baby!"

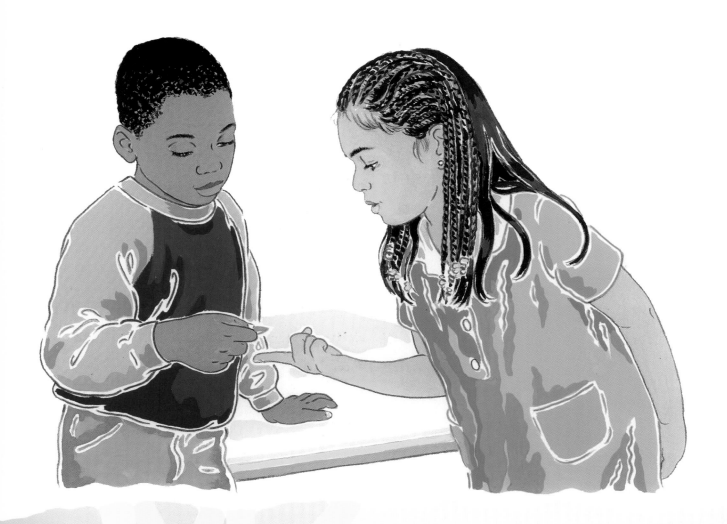

Lẹ́hìn èyí, Elima dìde láti sọ̀rọ̀.

Ó mú ewé aloe kékeré kan jáde nínú àpo rẹ̀.

"Nígbà tí wọ́n bí mi, àwọn òbí mi fún mi ní ewé yìí láti tọ́wò."

Ó fún díẹ̀ nínú oje ewé yìí sí ọwọ́ Mona, ó sì wípé, "tọ́ ọ wò."

Finally it was Elima's turn.
From his bag, he brought out a leaf, a small aloe leaf.
"When I was born, I was given some of this," he said. "Taste it."
He squeezed it and some juice fell onto Mona's fingers.

Mona tọ́ ọ wò kíákíá, ṣùgbọ́n ó pariwo pé,

"Urghh! Ó korò!" Ó sì fi ọwọ́ nu ẹnu rẹ̀.

Eagerly she tasted it.
"Urghh! It's *so* bitter," she cried, wiping her mouth.

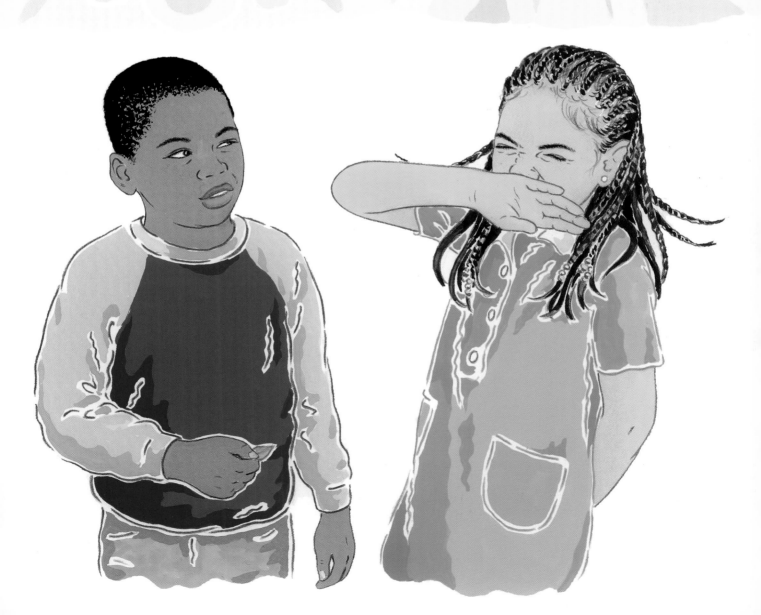

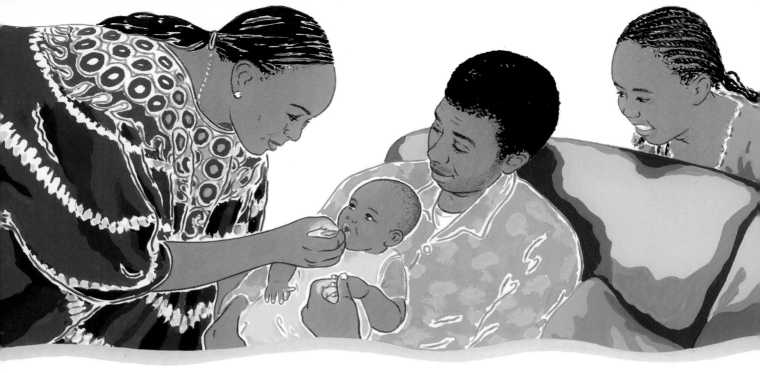

Elima wípé, "èyí ni láti kó ọmọ titun pé ayé korò…,
ṣùgbọ́n, ayé dùn pèlú!" Ó sì gbé ìgò oyin kan jáde.

"That is to teach the baby that life can be bitter, but..." he said,
bringing out a little pot of honey, "it can also be sweet!"

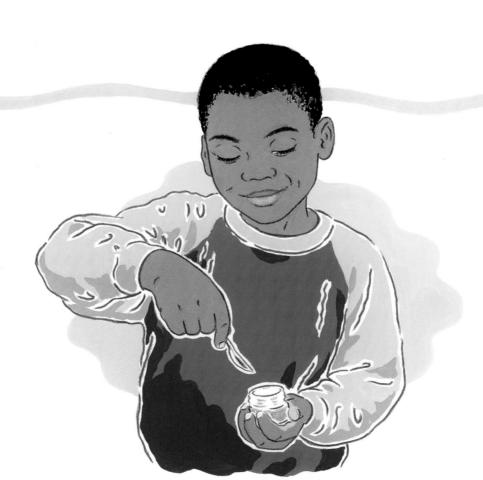

Mona lá díè nínú oyin náà láti lè mú kíkorò

aloe kúrò ní ẹnu rẹ̀.

Mona was quick to get rid of the aloe taste with a
spoonful of delicious honey.

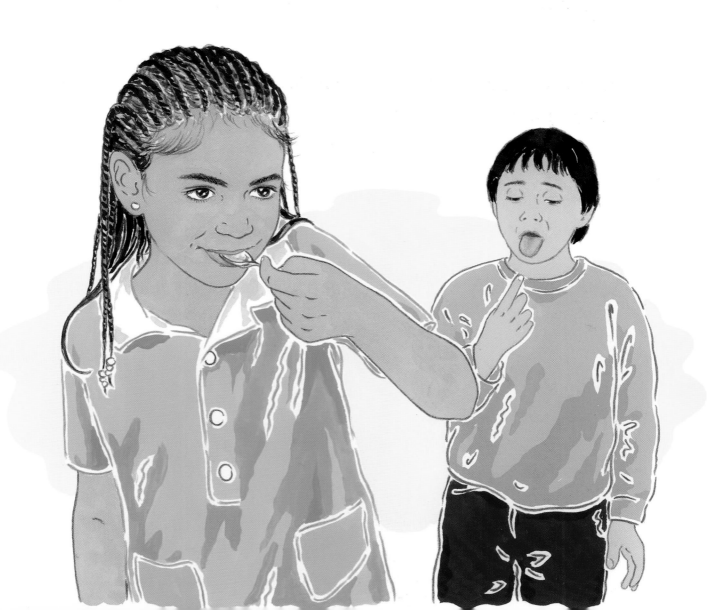

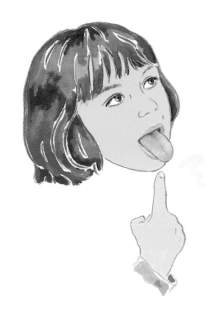

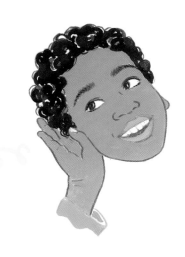

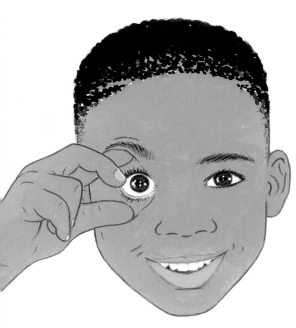

Kwesi ké sí Olùkọ́. Ó ní, "Olùkọ́, njẹ́ ẹ mọ̀ wípé a ti lo gbogbo àwọn ẹ̀yà máràrún tí ẹ kọ́ wa nípa rẹ̀?"

Omidan Smith dáhùn pẹ̀lú ẹ̀rín pé, "Bẹ́ẹ̀ni, Kwesi."

"Miss!" cried Kwesi, "we've used all of our senses, haven't we?"
"That's right, Kwesi," said Miss Smith, with a huge smile on her face.

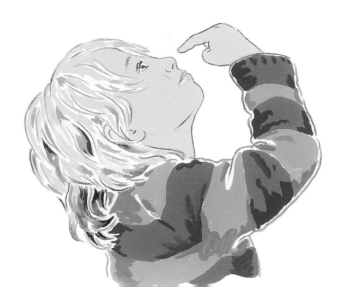

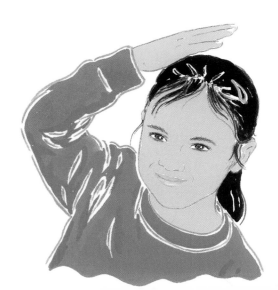

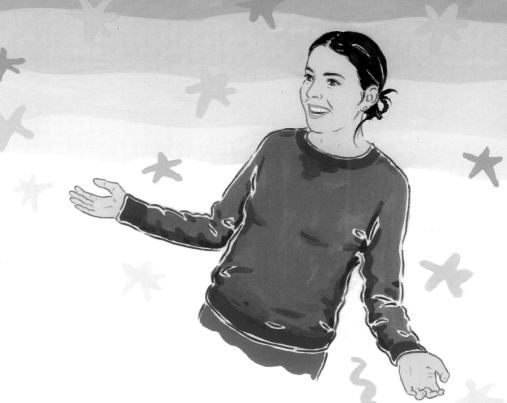

"Gbobo yín ẹ kú iṣẹ́! A ó ṣe àṣeyẹ ìkóni lẹ́nu jọ ẹ̀yà máràrún ní ìparí táàmù yí."

Gbogbo àwọn ọmọdé náà pariwo fún ayọ̀.

Omidan Smith tún wípé, "àlejò pàtàkì kan nbọ̀."

Gbogbo wọ́n rò nínú ọkàn wọn pé ta ni àlejò yí lè jẹ́.

"Well done, all of you! As a special treat, we'll have a Five Senses party at the end of term."
"Hooray!" they all cheered.
"And," said Miss Smith, "we'll have a surprise visitor."
They all wondered who that could be.

Ní ìparí táàmù àwọn ọmọ ilé ìwé ngbádùn àṣeyẹ wọn nígbàtí wọ́n
gbọ́ tí ẹnìkan kan ilẹ̀kùn.

Omidan Smith rín èrín, ó ní, "ta ni ó nkan ilẹ̀kùn?"

On the last day of term, while the children were enjoying their special
Five Senses party, there was a knock at the door.
"Who can that be?" asked Miss Smith with a big smile.

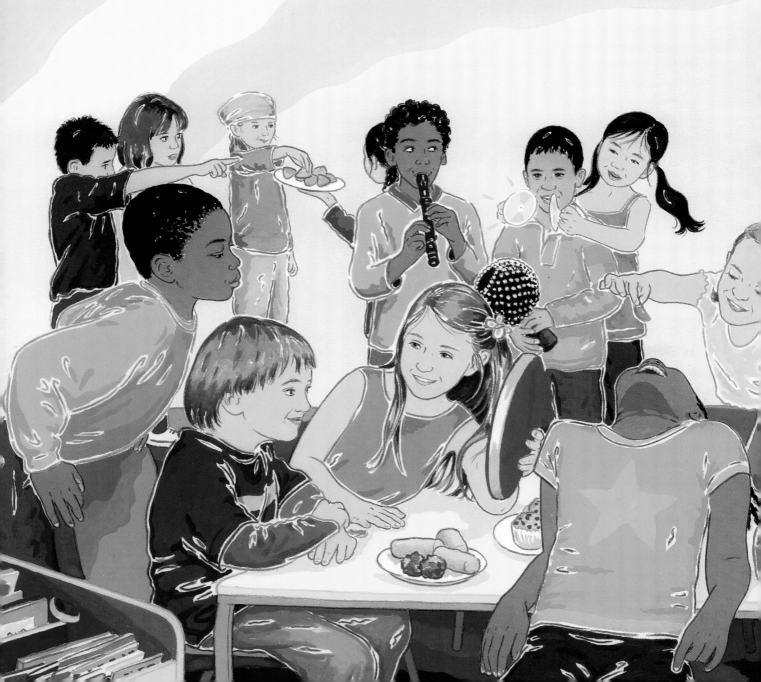

Ilèkùn bèrè sí ṣí díè díè. Màmá Tariq sì wọlé...pèlú ọmọ titun! Àwọn ọmọ ilé ìwé hó fún ayọ̀. Wọ́n sì nkọrin pé "Káàbọ̀ sínú ayé, ọmọ titun, káàbọ̀ sínú ayé!"

Slowly the door opened.
It was Tariq's mum with...the new baby!
The children cheered.
"Welcome to the world, baby, welcome to the world!" they all sang.

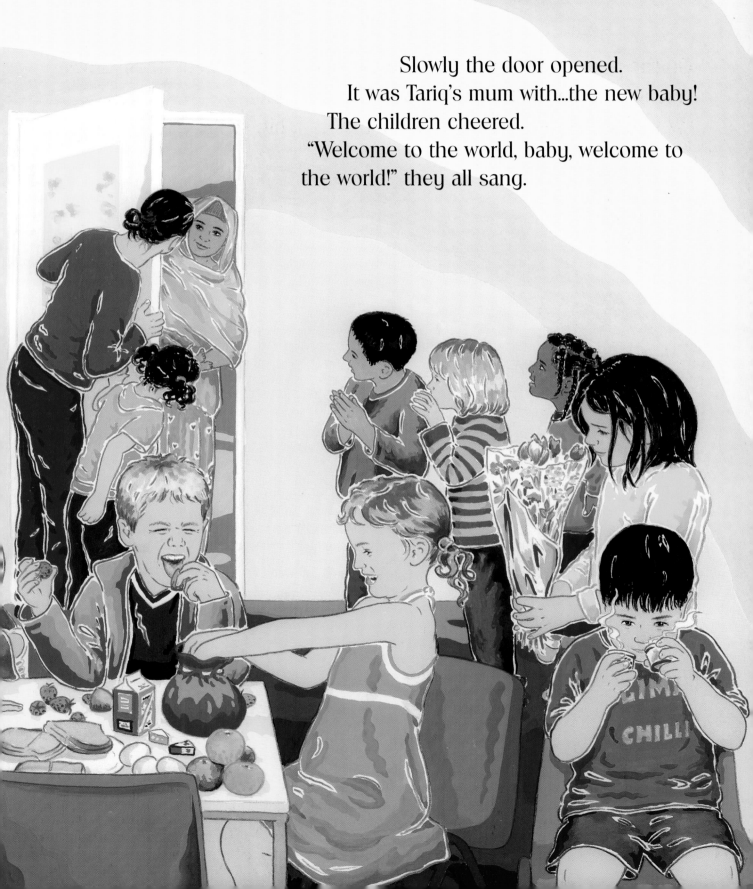

Màmá Tariq àti àbúrò Tariq titun wá láti bá àwọn ọmọ ilé ìwé ṣe àjọyọ̀, ó sì jẹ́ ìkíni káàbọ̀ tí ó lárinrin jùlọ fún ọmọ titun yìí!

Tariq's mum and his new baby brother came and joined the party.
And do you know, it was the nicest welcome any baby had ever had!

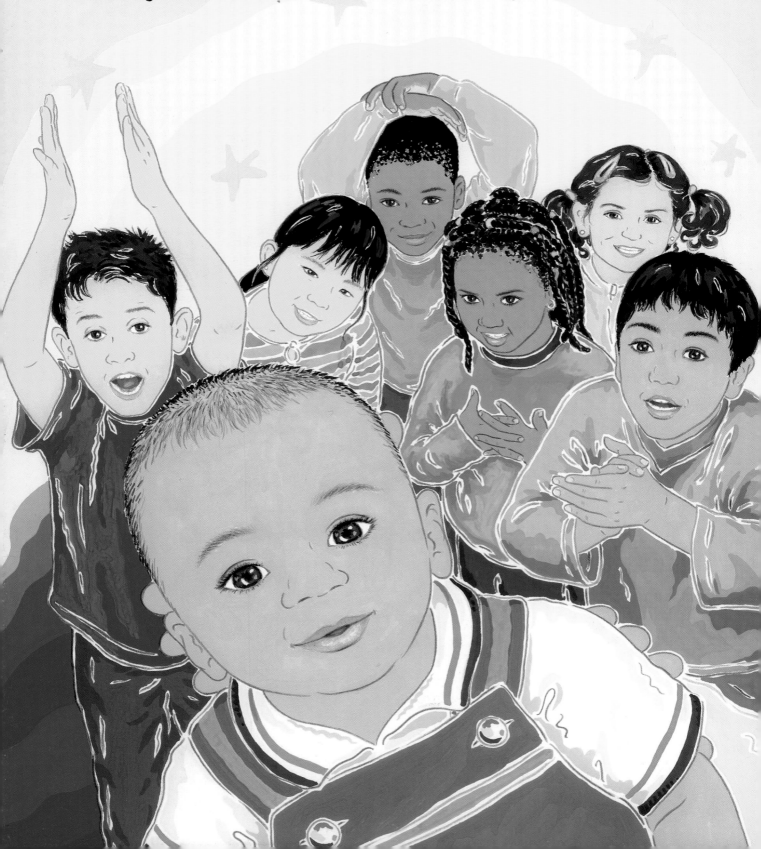